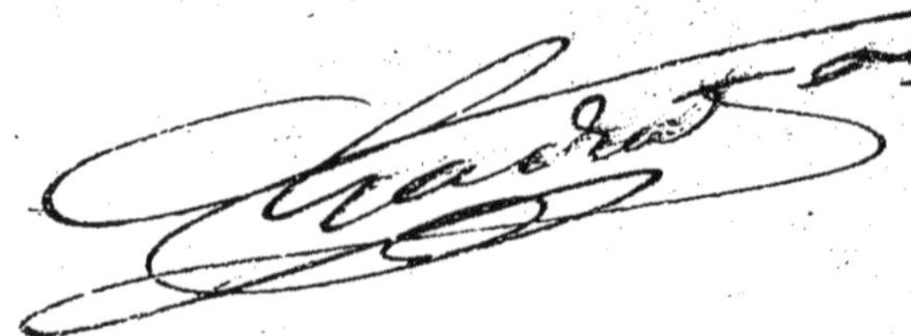

AX THERMAL

PAR

LE DOCTEUR DRESCH

MÉDECIN CONSULTANT

LE TEICH

Avec une vue de l'ancien Etablissement du Teich.

FOIX

IMPRIMERIE-LIBRAIRIE GADRAT AINÉ

1894

AX THERMAL

PAR

LE DOCTEUR DRESCH

MÉDECIN CONSULTANT

LE TEICH

FOIX

IMPRIMERIE-LIBRAIRIE GADRAT AINÉ

1894

AX THERMAL

GROUPE DE LA RIVIÈRE D'ORLU

LE TEICH

HISTORIQUE

Avec un développement de façade de 90 mètres; avec un avant-corps de trente-trois ouvertures, coupé par un portail monumental ; avec ses deux ailes en retrait, agrémentées de terrasses, de toitures surélevées et de hautes cheminées ; avec son hall immense réunissant l'avant-corps au bâtiment principal, et sous lequel tout un monde de baigneurs circule sans se coudoyer; avec le gave bruyant d'Orlu qui le borde et le beau pont métallique qui permet d'accéder dans l'Etablissement, — le Teich constitue, aujourd'hui, un des établissements thermaux des plus considérables, des plus beaux et des mieux compris. Notons, pour mémoire, qu'il est en outre le vestibule d'un très joli parc aux majestueux ombrages, et que ce parc, longé par le gave, coupé par une rivière d'agrément, ornementé de cascades, de massifs d'arbustes et de corbeilles de fleurs, constitue un délicieux promenoir, une fraîche oasis, où l'on peut, tout à son aise, sur les bancs aux dossiers hospitaliers, faire la sieste, lire, causer, médire du prochain, étaler et exagérer ses infirmités physiques, en dissimulant avec soin les défectuosités morales, celles-ci, hélas! absolument réfractaires à la cure thermale et aux conseils éclairés du médecin.

Le *Teich,* aujourd'hui reconstruit complètement à neuf, tire son nom du quartier où il se trouve situé. Il est, après le *Couloubret,* où l'on se baignait déjà durant la période Gallo-Romaine, le plus ancien *lieu* de cures thermales de la station. Vers le commencement du siècle, un chirurgien d'Ax, nommé Boulié, découvrit, sur les pentes qui bordent la rive gauche de l'Orlu, quelques sources thermales qui, venant heureusement s'ajouter à celles qu'on connaissait déjà, ne tardèrent pas à être utilisées par les malades. Des baraques en planches fournirent un précaire asile aux baigneurs. Les cures opérées augmentèrent peu à peu le chiffre des malades et entrainèrent, avec de nouvelles fouilles, la découverte de sources nouvelles, la construction d'un plus grand nombre d'abris, si bien, qu'en 1821 vingt-quatre baraques alimentaient cinquante et une baignoires, sans compter les douches. Ceci indique combien la quantité des malades qui accouraient à Ax était dès lors considérable, si l'on songe que le Breilh et le Couloubret pouvaient suffire déjà à de très nombreux traitements par bains ou douches. Ce dût être un coup d'œil assez pittoresque que cette série de baraques échelonnées, sans ordre, à flanc de coteau, au fur et à mesure des trouvailles d'eaux chaudes. Certes, on ne pouvait guère se baigner plus près des griffons et si le confortable était complètement absent, la cure n'en devait pas moins être excellente.

Cet établissement, qui ne pouvait être que provisoire, eut encore une assez longue durée. Tels, certains individus très chétifs qui enterrent nombre de gens parfaitement bâtis. C'est l'héritière du chirurgien Boulié, Mlle Rivière, qui eut l'honneur de construire le Teich, à peu près tel que nous l'avons connu. C'est en 1834 que l'édifice fut construit, sous l'habile direction de M. Laurent, ingénieur du cadastre. Il suffit une trentaine d'années aux besoins du service thermo-minéral. Durant les exercices 1863-64, il fut l'objet de travaux de réfection et surtout de captage, des plus importants, sur les conseils de l'illustre ingénieur hydrologue François de Neufchateau, et de Chambert, l'éminent architecte, auquel les thermes de Luchon sont, malgré tout son talent, redevables de beaucoup d'inconvénients irrémédiables. En 1889, la reconstruction totale des Bains du Teich fut décidée, et en 1893, l'édifice, complètement terminé, quant aux gros œuvre, a été inauguré. M. Romestin, architecte de Toulouse, a fourni les plans, et M. Ménelon a dirigé les travaux avec la profonde compétence qu'on lui connaît. Disons de suite que c'est sur les indications et les dessins de ce dernier, qu'ont été fabriqués les très nombreux et très ingénieux appareils pour serpentinage, douches pulvérisées, humage etc. Empressons-nous d'ajouter que rien n'a été modifié dans le régime des eaux thermales, qui a été religieusement conservé.

Comme ordonnance générale, on ne pouvait guère changer l'état des lieux, on n'a pu que leur donner plus d'ampleur, d'agréments et de confort. L'avant-corps, constitué par un simple rez-de-chaussée d'une grande hauteur, est tout entier consacré à l'importante section des *Bains Viguerie.* Le bâtiment principal comprend un rez-de-chaussée absorbé par deux sections de bains avec six cabinets de douches à faible pression — trois de chaque côté. Au centre, figure la cage vitrée du caissier, derrière laquelle se trouvent abritées les buvettes et les locaux consacrés aux gargarismes. L'espace perdu entre les deux corps de l'édifice central constitue, grâce à une toiture en partie vitrée, un hall immense, servant de salle d'attente ou de réunion, en même temps que de promenoir. Au-dessus de la couverture du hall, d'une belle hauteur, bien que n'abritant qu'un seul étage, l'édifice central offre aux malades qui veulent loger dans l'établissement, une série de pièces très saines et bien éclairées, en un mot toute sa partie supérieure avec un développement de trente-cinq fenêtres de façade. Dans l'ancien Teich, ce corps de logis se trouvait complètement adossé à la montagne, dans sa partie inférieure.

Les deux bâtiments centraux sont flanqués, avons-nous dit, de deux pavillons importants, en retrait par rapport à l'avant-corps. Les rez-de-chaussée de ces pavillons, avec la partie qui se relie aux Bains Viguerie, comprennent quatre salles de grandes douches, avec quatorze mètres de pression et de nombreuses cabines d'attente. Le pavillon de gauche ou de l'ouest est exclusivement réservé au service des femmes. Le premier étage du pavillon de droite renferme une magnifique salle de douches pulvérisées, avec tous les appareils nécessaires aux maladies de la gorge et du pharynx, des fosses nasales, des oreilles et des

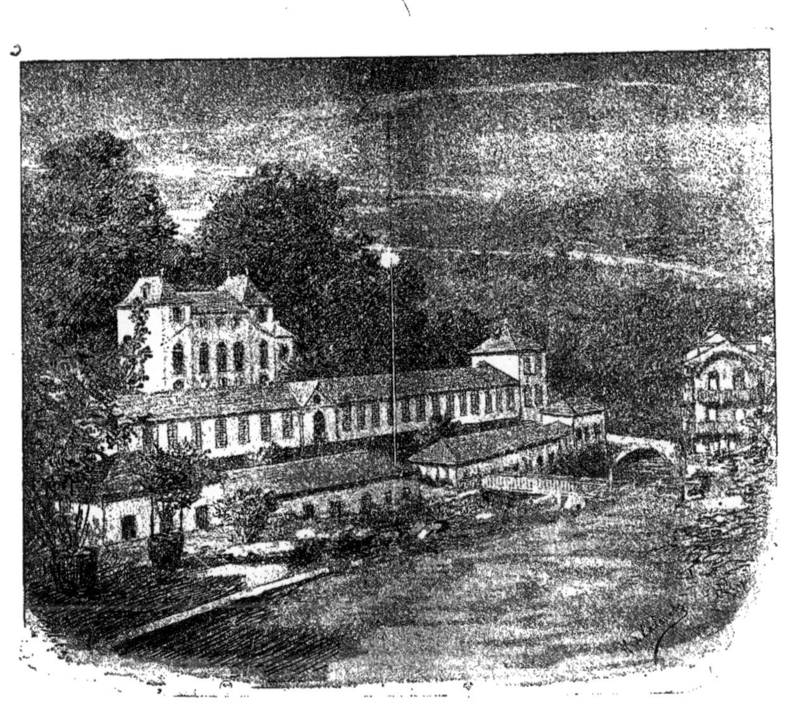

yeux. Nous reviendrons sur cette installation récente, de tout premier ordre, pour la disposition de laquelle M. Ménelon a montré tout ce que pouvait faire un mécanicien instruit, ingénieux et inventif. Sur le même palier, se trouvent quelques pièces isolées où, dans l'ombre et le mystère, chacun peut venir recevoir, sur n'importe quelle partie du corps, le jet bienfaisant de douches pulvérisées et filiformes. Un petit local est réservé à la douche ascendante, souvent nécessaire pendant la cure thermale. Nous ne faisons maintenant qu'un travail d'énumération. Nous reviendrons sur tout cet arsenal, sans oublier le humage, avec tout les détails que comporte chaque appareil.

LES SOURCES DU TEICH

Le Teich est abondamment pourvu de sources thermo-minérales variées qui, toutes, appartiennent au groupe de la rivière d'Orlu, naissant près des deux rives, mais surtout sur la rive gauche, sur laquelle est bâti l'établissement. Une seule des sources de la rive droite est utilisée : celle du puits d'Orlu. Sulfureuse et hyperthermale, à 69°, elle n'est utilisée que pour les grandes douches. Il y a une trentaine d'années, on pensa à l'employer pour une salle d'inhalation. Aspirée dans le puits même, elle est refoulée par une pompe puissante dans un réservoir construit derrière l'établissement. La hauteur de chute est quatorze mètres. La même force motrice sert aussi à refouler l'eau froide du torrent au même niveau. Comme sa température varie entre 12° et 14°, on voit qu'on a, sous la main, toutes les combinaisons possibles par l'eau chaude, l'eau froide ou les deux agents employées tour à tour et simultanément. Deux sources des plus importantes et des mieux utilisées, sourdent dans le soubassement même de l'établissement du Teich, dans la partie Est. L'une anciennement connue, d'une notoriété très grande, d'un usage très fréquent, est la Source *Viguerie*. L'autre fut découverte pendant les travaux de captage et de réfection, pratiqués en 1863-1864, dans le sous-sol du promenoir, à quelques mètres de la précédente. On lui a donné le nom d'un des directeurs des travaux, M. Joly, d'Ax. Très précieuse acquisition, elle sert à alimenter les douches pulvérisées, et convient très bien à cet usage, étant en même temps sulfureuse sulfhydriquée et d'une thermalité élevée à 69°. Nous reviendrons sur ces deux sources et mettrons en lumière leur valeur et leur importance.

Toutes les autres sources utilisées par le Teich, à l'exception de la *Grande Pyramide*, sourdent à flanc de coteau et sont captées derrière l'établissement. Elles servent à alimenter deux sections de bains. L'eau de ces bains est constituée par un mélange de plusieurs sources, n'ayant pas été l'objet d'analyses complètes, à température et à sulfuration différentes. La section Est, dite bains *Astrié,* a été nommée ainsi en l'honneur de Gaspard Astrié. On sait qu'il fut médecin instruit et judicieux. Il colligea 17000 observations médicales de malades traités par les Eaux d'Ax, précieux trésor dont son fils Gustave s'est servi pour édifier son œuvre magistrale, si souvent mise à contribution : *De la Médication thermale sulfureuse appliquée.* Trois sources amenées dans deux réservoirs, absolument clos, alimentent la section des *Bains Astrié*, constituée par douze cabinets et trois douches à faible pression de quatre à cinq mètres. Deux sources hyperthermales sont mélangées dans un unique bassin. L'une, la Source Astrié chaude, a tout près de 50°. Son degré sulfhydrométrique, déterminé par le professeur Garrigou, est seulement de 0,0018. Son débit est de 5721^{l}. L'autre, dite de la *Grande Pyramide,* sort du soussol même de l'établissement, comme les sources Viguerie et Joly. Comme son nom l'indique, elle fut longtemps employée à l'usage exclusif des douches, avant l'amenée de l'eau du Puits d'Orlu. Sa température est sensiblement plus élevée à près de 68°. Son abondance au griffon se chiffre par le nombre respectable de plus de 69000 litres. Son titre sulfhydrométrique est de 0,0148.

La troisième source, dite *Astrié froide*, a 22°. Elle sert à ramener la température du bain au degré ordinaire de 35° et quelque fois plus élevée, étant donné l'usage habituel de ces eaux aux arthritiques à faible réaction. Son abondance étant de 5400^{l}, suffit amplement aux besoins des bains. Pas une goutte d'eau autre que l'eau minérale n'entre dans la composition du bain ou de la douche. L'avantage, pour ne pas être un fait isolé, n'est pas moins précieux à constater. Nous reviendrons plus tard sur les indication thérapeutiques, sur l'usage habituel du bain *Astrié* pris seul ou avec la douche Tivoli, alimentée par la source Quod, dont nous parlerons bientôt.

L'autre section de Bains, située dans le côté Ouest du grand bâtiment central, a reçu le nom de *Boulié*, en l'honneur du chirurgien d'Ax, qui découvrit et utilisa le premier les eaux chaudes de l'Orlu. Plusieurs sources servent à alimenter les douze baignoires et les trois douches Tivoli du Bain *Boulié*, celles-ci desservies par la source *Quod*, comme celles des bains *Astrié*. Elles sont recueillies dans cinq réservoirs et chacun d'eux, en cas d'insuffisance des autres, peut alimenter toutes les baignoires de la section, bien que chaque source soit affectée spécialement à certains cabinets de bains. L'eau hypothermale de la *Pompe*, recueillie dans un bassin, à l'extrémité Ouest, derrière l'établissement, est utilisée à ramener le bain au degré voulu. Prise au griffon même, sa température va de 32° à 28°, pour descendre aux environs de 20°, quand elle arrive dans les baignoires, après avoir séjourné dans le réservoir. Cette source est bien de l'eau minérale sulfureuse dégénérée; Alibert y a décelé encore 0.0098 de sulfure de sodium. Elle sert à mitiger l'*Eau Bleue* et la source *n° 4*, ainsi que celle *n° 6*, si c'est nécessaire, la température de cette dernière n'étant au griffon que de 38°. Ces trois sources *n° 4* et *n° 6*, ainsi que l'*Eau Bleue*, sont recueillies dans trois réservoirs voisins, à l'opposé de celui de la *Pompe*. La source du *n° 4*, d'une température de 40°, alimente en eau chaude les premières baignoires. Sa teneur en sulfure de sodium est, d'après Filhol, de 0,0160 au griffon, mais ne donne plus que 0,0031 au robinet (Roux).

L'*Eau Bleue* est la plus désulfurée du groupe des Bains *Boulié* et sert surtout à le caractériser. D'une température de 48°, encore maniable, surtout si l'on tient compte du refroidissement naturel et de l'adjonction d'un peu d'eau de la *Pompe*, elle ne donne au bouillon que l'insignifiante quantité de 0,0018 (Filhol), c'est-à-dire certainement zéro dans la baignoire, Mais, dans cette section des

Bains *Boulié,* ce n'est pas précisément une eau sulfureuse que l'on vient chercher, mais, tout au au contraire, une eau dont l'alcalinité s'est augmentée au fur et à mesure de la désulfuration. Comme toutes ces sources thermales du côté Ouest sont dégénérées et présentent des caractères, pour ainsi dire, identiques, à commencer par la teinte azurée, très appréciable déjà dans le *n° 4*, mais surtout marquée dans celle qui a servi de type, ces diverses sources, mélangées ou versées séparément, soit pures ou mitigées par l'eau de la *Pompe,* donnent ce qu'on appelle le bain d'*Eau Bleue.*

Nous donnerons quelques détails supplémentaires sur cette eau quand nous aurons dit quelques mots de la Source *Quod,* qui fournit aux douches Tivoli son eau hyperthermale, dont la température varie de 63° à 66°. Cette source tire son nom d'un médecin qui exerça très longtemps la médecine à Foix, après avoir été chirurgien militaire sous le premier empire. La Source *Quod* est une sulfurée sodique forte. Lambron a constaté qu'elle était d'une fixité remarquable et que, refroidie et exposée à l'air, elle concervait encore la plus grande partie de son sulfure de sodium. La sulfurométrie a donné 0,0197 à Filhol et 0,0230 à Garrigou.

On voit que par sa thermalité corrigée à volonté

par les eaux refroidies de la *Grotte* et sa sulfuration élevée, la source *Quod* est une ressource précieuse pour les douches, surtout si j'ajoute qu'elle ne fournit pas moins de 21 600[l], auxquels s'adjoignent plusieurs sources qui se mélangent et se refroidissent dans un réservoir situé derrière les premiers cabinets du Bain *Astrié*. Ces eaux de mélange de la *Grotte*, dont la température initiale est d'ailleurs de 35°, est un type de sulfureuse dégénérée. Ces eaux n'ont pas été soumises à de nouvelles analyses depuis 1816, c'est-à-dire depuis que Dispan, professeur de chimie à la Faculté de Toulouse, fut chargé par Chaptal de refaire l'étude chimique des eaux d'Ax. Chaptal était alors ministre de l'intérieur, mais il s'intéressait toujours, comme on le voit, aux questions qui lui étaient surtout familières. Du reste, longtemps auparavant, peu après les travaux de notre compatriote Pilhes, il s'était déjà occupé, ainsi que l'illustre Vauquelin, des eaux d'Ax. Si nous donnons tous ces détails que ne parait pas comporter l'importance des eaux mélangées de la *Grotte*, c'est tout simplement pour montrer que notre station ne manque pas de lettres de noblesse, fort anciennes, qu'elle est connue et appréciée depuis longtemps, et qu'elle ne réclame pas une place au soleil, comme tant d'autres, qui ne trouvent, comme raison de faire parler d'elles, que l'occasion de lancer dans le public, toujours crédule, une émission d'actions ou d'obligations. Les gogos se soulagent de leurs économies, mais les malades s'entêtent à ne pas venir. On consent plus facilement à compromettre sa fortune que sa santé.

L'EAU BLEUE

Revenons à l'*Eau bleue*. Cette eau fut probablement une des sources du Teich les plus anciennement employées et les mieux appréciées, puisque l'histoire d'Ax, au point de vue thermal, nous apprend, qu'au début du siècle, une commission, dont le chimiste Thouret et l'illustre médecin Chaussier faisaient partie, fut chargée d'en faire l'analyse. La seule chose qui ressort de ce travail, c'est la déclaration formelle qu'elle ne présente nulle trace de coloration bleutée. Si l'on se rend compte de la longueur du voyage à cette époque d'Ax à Paris, on ne doit pas s'étonner d'une telle affirmation. La réaction qui entraîne la modification de couleur avait eu largement le temps de se modifier. Avec l'embouteillage défectueux nullement *asceptique,* tel qu'on le faisait sûrement à cette époque, et encore aujourd'hui, trop souvent, on peut croire qu'un travail de resulfuration s'était produit. Malgré l'avis de Thouret et de Chaussier, l'eau est *bleue,* elle est même plus ou moins *bleue*, et M. Ménelon, régisseur général de la

Société des Thermes et surtout, comme on le disait autrefois, intendant des eaux, nous a affirmé avoir puisé, à même le réservoir, de l'eau *bleue* qui ressemblait à une solution d'indigo. Mais il est plus facile de constater la teinte de l'eau que d'en expliquer la cause.

Ce qu'il y a de certain tout d'abord, c'est qu'elle n'arrive pas bleue des entrailles de la terre. Le Dr Garrigou s'est assuré qu'elle est parfaitement limpide au griffon. On doit donc rejeter tout de suite l'ancienne croyance qui attribuait son caractère physique à des particules excessivement fines de schistes ardoisiers, entraînées par le courant ascensionnel du filon d'eau minérale. S'il en était ainsi, le simple repos dans le réservoir mettrait un terme au phénomène et c'est le contraire qui se produit. On ne peut non plus accuser le mélange avec une eau froide quelconque. L'air, un air confiné et d'une composition encore particulière, puisqu'il est forcément mélangé avec les gaz naturels de l'eau thermale, doit être un des facteurs de la réaction productive du phénomène, mais, avant tout, il faut compter avec le génie naturel de l'eau, ce que Durand Fardel appelle l'*aptitude à tel ou tel mode de transformation*. Nous nous sommes déjà, maintes fois, expliqué sur ce sujet, mais on ne saurait trop souvent y revenir. Le bleuissement est, à un degré différent, le même phénomène que le blanchiement bien connu d'une des sources de Luchon. Mais nous remarquons d'abord ceci, qu'à Luchon, le blanchiement est produit par un artifice de préparation, tandis qu'à Ax, le bleuissement est naturel, ce qui pourrait faire supposer qu'il est provoqué par la prolifération de bacilles chromogènes. Du reste, soit naturellement, soit par un tour de main, plusieurs sources d'Ax bleuissent et blanchissent. L'eau bleue du Teich n'a pas exclusivement le monopole de l'altération de couleur qui lui est propre.

Dans ses études sur les Eaux d'Ax, le Dr Garrigou s'est rendu compte que la source Hardy, du Breilh, hyperthermale, mais à désulfuration très rapide, devient *aussi bleue que de l'eau mélangée avec du lait,* quand on laisse l'air arriver dans le bassin de captage pendant un jour seulement. C'est donc le simple conflit de l'air avec une eau sulfureuse d'aptitude particulière, qui suffit à provoquer le bleuissement. On sait comment à Luchon se provoque le phénomène du blanchiement. La *Blanche* de Luchon est au griffon aussi limpide que ses congénères et que la *Bleue* d'Ax. On fait un premier coupage dès sa sortie de la roche, en faisant couler sur elle un filet d'eau froide ordinaire. Ce mélange aboutit, par des tuyaux, dans le réservoir où on lui a ménagé une certaine chute qui sert à le brasser. Ce premier mélange opère la transformation du monosulfure en polysulfure, et donne à l'eau l'œil vert particulier aux eaux polysulfurées dont les piscines de Barèges offrent le type le plus parfait. Le blanchiement s'opère alors dans la baignoire par une adjonction nouvelle d'eau froide, qui amène le bain à la température voulue. La Blanche de Luchon, dont la température varie de 39° à 48°, se rapproche par sa thermalité de notre Bleue d'Ax, qui varie aussi de 40° à 48°. Seulement, à Ax, nous la mitigeons avec l'eau minérale refroidie de la *Pompe*. L'abondance des sources nous permet ce luxe de servir à nos baigneurs de l'eau exclusivement minérale. Que le phénomène du blanchiement ou du bleuissement se produise naturellement ou artificiellement, le résultat est le même, c'est-à-dire la décomposifion complète du monosulfure sodique. La teinte est produite par la mise en liberté, en particules infiniment ténues, d'une certaine portion du soufre, à moins qu'elle ne soit, comme on dit, fonction de microbes, car le repos dans la baignoire devrait faire disparaître le phénomène. Si la coulenr est donnée par le soufre, la teinte louche, bleutée ou blanche varie, suivant que la quantité de soufre est plus ou moins grande. Ajoutons que sur les bords libres du réservoir, une certaine couche de soufre se dépose, de même que cela se produit dans les tuyaux non complètement remplis par le filon d'eau thermale.

Maintenant que nous nous sommes suffisamment expliqué sur le caractère simplement physique de l'*Eau bleue,* parlons un peu de l'agrégat minéralisateur en dissolution. Le chimiste Willm en a fait une analyse complète en 1886, et nous lui empruntons ses résultats. Sans tenir compte des derniers vestiges de sulfure, existant encore au griffon et qui ont disparu dans le réservoir, quand l'eau est passée au *bleu,* le point le plus saillant de la minéralisation est la présence de l'hyposulfite de soude. Ce produit résultant de la décomposition du sulfure a donné à Willm le chiffre de 0,0101. Avec la source Filhol du Breilh et la Grosse Sulfureuse du Modèle, c'est l'eau la plus hyposulfitée de la chaîne. Ce n'est pas le moment de parler des applications thérapeutiques de l'hyposulfite.

L'*Eau bleue* est plus riche en silice au griffon ; cette silice libre se convertit dans le réservoir en silicate de soude, se combinant avec la soude antérieurement combinée au sulfure et abandonnée par lui pour donner du soufre libre et une certaine quantité d'hydrogène sulfuré. Hyposulfite et silicate, une certaine quantité de carbonate de soude, tels sont les principaux caractères chimiques de l'*Eau bleue.* Je noterai que c'est, en même temps, d'après Willm, la plus calcique de la station, et ce caractère calcique doit contribuer à la rendre plus digestible et en même temps, reconstituante. La vie microbienne favorise toute la série des réactions.

En voilà assez sur le côté chimique de l'*Eau bleue.* En traitant de la source *Viguerie,* nous parlerons du terrain à travers lequel cheminent les Sources du Teich.

LA SOURCE VIGUERIE

Par son abondance qui n'est pas moindre de 151,000 litres et qui pourrait encore être accrue avec des aménagements nouveaux — par sa sulfuration élevée et surtout par la fixité de son principe essentiel, la source *Viguerie* est, avec la *Grande Sulfureuse* du Modèle, la source la plus importante de la station, pour l'usage des bains, et une de celles à laquelle on a le plus souvent recours. Remède puissant, son emploi ne peut être laissé au caprice du malade, il doit être toujours pris sur ordonnance médicale.

Il ne faut pas croire que la source Viguerie a toujours été ce qu'elle est aujourd'hui. Connue déjà du temps de Pilhes et nommée par lui source *à bouillons,* à cause de son caractère physique facilement appréciable, elle ne fut guère utilisée, tout d'abord, que pour les étuves, jusqu'à l'établissement du Bain Viguerie, en 1842. Anciennement les malades subissaient plus volontiers qu'aujourd'hui le traitement par l'étuve, et, il faut bien le dire, les médecins l'ordonnaient avec plus de libéralité. Alors, chaque établissement avait sa source de l'étuve, comme il avait celle de la Grande Pyramide ou des douches. L'eau du Bain Viguerie, s'appelait donc simplement l'eau de l'*Étuve du Teich*. Sa thermalité la rendait peu maniable pour l'usage des bains et obligeait à un fort coupage d'eau froide qui, non seulement lui faisait perdre presque tout le bénéfice d'une sulfuration élevée, mais encore altérait complètement le génie naturel du bienfaisant griffon. Ce n'était pas seulement un bouillon plus léger qu'on offrait au malade, mais une soupe tout à fait différente. L'avenir de cette eau fut vraiment trouvé, quand, probablement sur les conseils du grand chirurgien de Toulouse, Viguerie, le passage d'une partie de l'eau chaude dans un grand serpentin, immergé dans un ruisseau d'eau froide, fut établi. Ce mode de serpentinage est, comme on le sait, tout à fait spécial à la station d'Ax. Au Teich et au Modèle, il sert à refroidir l'eau. Au Couloubret, le résultat opposé est obtenu ; la température trop peu élevée de quelques-uns de ses griffons, est rehaussée par le passage des tuyaux, dans un ruisseau d'eau hyperthermale.

La source Viguerie naît tout au bord de la rivière d'Orlu. Son captage, sur lequel nous allons donner quelques détails, a permis de l'élever dans la dernière cabine de la section Ouest. De là, elle peut directement couler dans les baignoires avec sa chaleur initiale, ou bien, par un plus long circuit, arriver refroidie aux robinets. Il est probable qu'avant le captage et la construction du Teich, la source Viguerie allait se perdre dans le torrent, comme d'autres qui s'épanchent encore dans le lit même de l'Orlu, procurant aux pêcheurs, comme dit G. Astrié, le désagrément de pédiluves très chauds.

Ainsi que toutes nos eaux, la source Viguerie émerge des failles du granit qui constitue la base fondamentale de la région. De là, elle s'infiltre dans l'épaisse couche des alluvions de la vallée. Mais au lieu d'imbiber ces alluvions comme une éponge, phénomène contre lequel il a fallu lutter à Ussat, nos filons d'eaux sulfureuses provoquent un travail de transformation des plus utiles, grâce auquel le courant ascensionnel peut se poursuivre sans se diviser ni se perdre dans le conglomérat, devenu aussi dur que le ciment. L'ingénieur des mines Peslin, en 1862, découvrit, pour la première fois, ce mode de formation géologique, en dirigeant d'importants travaux de captage dans la vallée du Bastan, à Barèges. Il appela le terrain alluvionaire, durci par l'imbibition de l'eau sulfureuse, *terrain de tapp*. En 1863, le professeur Garrigou, présidant aussi aux importants travaux du captage définitif de la source Viguerie, retrouva les mêmes combinaisons minéralogiques : sables, cailloux et blocs granitiques de volumes très variables, également reliées par une sorte de colle de ciment, qui englobe tous les éléments hétérogènes, pour constituer un poudingue aussi dur que le granit. C'est la silice en excès contenue dans les eaux chaudes qui, mise en liberté, infiltre le sol et amène cette silicatisation si utile, qui produit le captage de l'eau par les seules forces de la nature. Le même phénomène se renouvelle plus ou moins, autour des sources de la vallée de la Lauze comme de celle de l'Oriège, mais avec une intensité variable qu'il y a lieu de signaler. Si le terrain de *tapp* acquiert le maximum de cohésion autour de la source Viguerie, il est encore très solide derrière le Teich, où l'on a pu creuser des réservoirs en forme de grotte sans avoir besoin de la moindre maçonnerie. Il présente, par contre des lacunes dans le sous-sol du Couloubret, où, comme le dit Garrigou, on ne peut constater sa présence que par places isolées. Sans doute les grands bouleversements, d'origine diluvienne ou glaciaire, dont nous avons déjà parlé, en modifiant le sol, ont en même temps dénaturé le régime des eaux.

ce qui rend, pour ainsi dire, impossible l'étude de leurs gisements. Mais combien y a-t-il lieu de se féliciter de ce bouleversement partiel qui nous a donné des eaux d'un génie bienfaisant tout particulier, différentes des autres groupes et présentant entr'elles-mêmes des diversités telles, qu'on peut y administrer les bains les plus excitants et aussi les plus sédatifs. Ce curieux phénomène ne peut s'expliquer que par le fait qu'au lieu même du Couloubret,certains des filons d'eaux sulfureuses hyperthermales ont rencontré sur leur trajet d'autres filons d'eaux, variables par la minéralisation et par la température. De ces mélanges sont résultées ces lymphes thermales particulières qui ont nom *Montmorency, Pilhes, Jeanne d'Albret, Mystère* etc. On s'explique alors comment ces hybrides ont eu une puissance silicatisante moins énergique et comment le terrain de *tapp* présente tant de lacunes dans le sous-sol du Couloubret.

On a vu plus haut qu'à Ax, comme à Barèges, des sources sulfureuses fortes ont amené les mêmes effets en traversant des couches géologiques identiques. Nous allons retrouver dans ces deux stations un mode de captage à peu près semblable. C'est dans une cuvette en forme de tambour qu'on avait réuni, en plein *tapp,* les naissants de la fameuse source de Barèges, appelée aussi source du Tambour ; à Ax, pendant longtemps, un vieux tonneau suffit à centraliser les naissants de la source Viguerié et le nom de source du *Tonneau* pouvait lui revenir de droit.

Dans un très récent travail sur Ax, que le Dr Garrigou vient de livrer à la publicité, — simple fragment d'une œuvre immense, — le savant professeur nous donne de curieux renseignements agrémentés de dessins sur l'ancien captage, et aussi sur le nouveau, auquel il présida en 1863.

Avant 1863, on n'avait même pas pris la peine de recueillir l'eau sur les couches consolidées du *tapp* ; on s'était contenté d'enfoncer une vieille futaille, dans les alluvions meubles et par suite sujettes aux infiltrations de la rivière, au moment des crues. L'eau minérale, qui montait dans le tonneau, arrivait en quantité moindre, à peine 50 litres par minutes ; de plus elle était moins chaude, 71° au lieu de 73°8, indice certain de l'adultération par la rivière. La température baissait encore ainsi que la sulfuration, quand les eaux de l'Orlu grossissaient, soit par fonte des neiges, soit par simple pluie d'orage. Comme le dit Garrigou, cet état de choses était trop incommode pour le service des bains ; il fallait le modifier. Les travaux de Peslin à Barèges étaient récents, et pouvaient servir de modèle.

Le sol fut fouillé jusqu'à la rencontre des couches complètement silicatées du tapp. On commença par faire un tuyau d'écoulement inférieur, qui permettait de déverser directement dans la rivière les divers naissants d'eaux chaudes. On put ainsi bâtir les murs d'un bassin dont le terrain de tapp formait le fond parfaitement étanche. Le bassin reçut à sa paroi supérieure un tuyau en poterie de près de trois mètres de hauteur. Ce tuyau est relié à une cuvette supérieure dans laquelle, à des niveaux différents, on ménagea deux conduites d'échappement. L'inférieure amène l'eau telle quelle. par des tuyaux de plomb, dans chacune des baignoires de la section. L'autre permet à l'eau thermale d'aller se refroidir dans le serpentin.

Une fois le réservoir inférieur terminé, une fois le tuyau de poterie mis en place, une fois la cuvette supérieure parfaitement agencée, il a suffi de boucher d'une manière définitive le tuyau d'écoulement inférieur, pour que les eaux chaudes, se trouvant désormais emprisonnées, remplissent les éléments ainsi disposés pour le captage et viennent se déverser par les conduites d'échappement de la cuvette supérieure. Plus de mélanges possibles avec l'Orlu ; un volume d'eau plus que doublé — 105 litres au lieu de 50, — une thermalité et une sulfuration définitives, l'eau à un niveau plus élevé, tel fut le résultat. Il fut excellent de toutes manières et obtenu, peut-on dire, à bien peu de frais.

Le tuyau d'échappement supérieur permet à l'eau chaude de se déverser dans le serpentin. Nous ne pouvons mieux faire que de laisser la parole à M. Ménelon, qui a bien voulu rédiger la note suivante sur l'appareil très bien conçu qui permet de ramener l'eau du bain à la température voulue.

DESCRIPTION DU SERPENTIN

« L'ensemble de l'appareil à serpentinage offre à peu près l'aspect d'une série de tuyaux d'orgue juxtaposés. La source Viguerie est en amont du bassin d'immersion. Un gros tuyau de fort diamètre, plongeant directement dans la cuvette supérieure du captage, longe l'une des parois du bassin réfrigérant et amène l'eau dans un manchon distributeur placé à la partie inférieure. De là, l'eau se distribue entre dix petits tuyaux adaptés perpendiculairement à l'axe du manchon centralisateur et remonte le courant d'eau froide sur une longueur de treize mètres. Ces dix tuyaux aboutissent par l'autre extrémité entre deux autres manchons superposés, communiquant ensemble. Du manchon inférieur, le courant thermal se divise de nouveau dans neuf tuyaux pareils aux précédents et parcourt exactement le même trajet, mais en sens inverse.

Ces neuf tuyaux aboutissent enfin à un dernier manchon collecteur, raccordé à un tuyau syphoïde qui déverse, en coulant, *à gueule bée,* l'eau serpentinée dans un collecteur longeant toute l'étendue de la section des Bains Viguerie, auxquels il distribue l'eau refroidie.

Cet immense appareil constitue, dans son ensemble, une sorte de siphon renversé ne permettant à aucun moment l'introduction de l'air atmosphérique. Il opère le refroidissement dans un temps très court et évite autant que possible toute déperdition du principe sulfureux, puisque le dispositif général de tout le système consiste à prendre l'eau de la source en charge sur l'orifice du tuyau, et à la déverser, après refroidissement, au moyen d'un tuyau recourbé en siphon, dans le collecteur longitudinal, destiné à la distribuer à chaque baignoire.

L'eau de la Source Viguerie est ramenée de 73°8 à 24° centigrades.

Tout l'assemblage de tuyaux est fait au moyen de raccords mobiles qui donnent toute facilité aussi bien pour le nettoyage que pour les réparations à exécuter. Quant au bassin réfrigérateur, un simple coup de vanne suffit pour enlever, en quelques minutes, les dépôts de vase charriés par l'eau du torrent, dépôts qui pourraient nuire à la rapidité du refroidissement. »

On peut aujourd'hui considérer le système de serpentinage actuel comme définitif, mais il ne faut pas croire que c'est du premier coup qu'on est arrivé à combiner les diverses pièces d'un appareil qui a l'air si simple. C'est le troisième serpentin depuis 1842, le second ayant été disposé en 1863.

Le premier serpentin consistait essentiellement en un gros tuyau de plomb qui promenait l'eau chaude, à travers de nombreux contours, dans le ruisseau réfrigérateur et déversait ensuite l'eau refroidie dans un réservoir d'où elle se distribuait dans les baignoires. Mais, à ce système, double inconvénient: Le tuyau était trop gros et la quantité d'eau, qui passait dedans, était insuffisante pour le remplir exactement. L'air atmosphérique circulait en perpétuel conflit avec l'eau minérale, d'où décomposition partielle qui se complétait plus ou moins dans le réservoir. De plus, l'air atmosphérique provoquait le dépôt de matière organique et de soufre libre sur les parois du serpentin et diminuait plus ou moins la lumière du conduit.

Dans l'agencement du second serpentin, on arriva à supprimer le réservoir, mais la distribution d'eau froide se faisait très lentement et on perdait un temps énorme pour préparer chaque bain. Le serpentin de l'établissement Modèle a été fait sur ce patron ; on peut encore se rendre compte de cet inconvénient majeur : la lenteur du débit de l'eau refroidie dans chaque baignoire. Nous pensons qu'encouragée par le bon fonctionnement du nouveau serpentin du Viguerie, inauguré en 1893, l'administration des Bains Modèle n'hésitera pas à refaire le serpentin, qui occupe un espace énorme pour un très faible débit. Stimulé par l'exemple, l'établissement du Breilh ne pourra rester en arrière, et se décidera aussi à serpentiner une partie de son excellente eau sulfureuse, de manière à pouvoir donner à sa clientèle des bains sulfureux parfaitement dosés et gradués.

COMPOSITION DE LA SOURCE VIGUERIE

L'analyse chimique de la Source Viguerie, qui a été faite avec beaucoup de soin par des chimistes comme Filhol, Garrigou et Willm, présente des particularités sur lesquelles il y a lieu d'appeler l'attention des médecins. Parlons d'abord de sa sulfuration. Willm, qui a fait l'analyse la plus récente,lui reconnaît 0,0226 de sulfure de sodium. Filhol et Garrigou lui concèdent des quantités moindres ; mais le point le plus important, sur lequel tout le monde est parfaitement d'accord, c'est l'extrême lenteur avec laquelle se décompose le principe sulfureux. Un bain Viguerie préparé à 35° renferme, d'après Filhol, 8 gr. 520 de monosulfure de sodium anhydre. Le malade est toujours sûr d'avoir, tous les jours, un bain également sulfureux, également actif, présentant les mêmes conditions de désulfuration excessivement lente. Le lecteur se demande à quoi est due cette double qualité du bain Viguerie constatée depuis longtemps déjà et grâce à laquelle, ainsi que l'écrivait, il y a quelques années, le Dr Auphan, le bain Viguerie restera toujours le bain *le plus sulfureux* et surtout *le plus uniformément sulfureux* de toute la chaîne des Pyrénées.

Il est intéressant de chercher à résoudre cette question. A quoi tient, à Ax comme ailleurs, qu'il y ait des eaux sulfureuses plus ou moins fixes, d'autres plus ou moins rapidement décomposables ? Ainsi que nous l'avons dit et répété bien souvent, ce n'est pas quelques milligrammes de plus ou de moins de principes sulfureux qui importent, mais beaucoup plus l'aptitude à se transformer de telle ou telle manière et plus ou moins rapidement. L'aménagement thermal fait quelque chose sans doute, mais il faut encore tenir compte du génie naturel de l'eau. Le point le plus important de l'aménagement consiste à ne pas mélanger l'eau sulfureuse avec une eau de torrent quelconque, qui a le grave inconvénient d'être aérée et d'activer la décomposition du sulfure ; le second point résulte d'une dimension telle des tuyaux qu'ils soient constamment pleins. Toutes ces conditions de conservation ont été scrupuleusement observées dans l'aménagement du Bain Viguerie et l'on s'en est déjà rendu compte, bien suffisamment, si l'on a compris l'organisation du serpentin.

Mais en plus de cela, il y a un agent particulier de conservation, auquel on doit reporter surtout l'avantage de la fixité du monosulfure de sodium ; cet agent particulier est l'azote. Ce gaz existe en quantités vraiment énormes dans l'eau Viguerie, et tous les visiteurs de la source ont été très étonnés du bouillonnement perpétuel qui se produit dans la cuvette de captage. Quelques personnes se figurent que l'eau bout à gros bouillons, d'où le nom donné par Pilhes, oubliant que la température ne dépasse pas 73°8. Le gaz qui s'échappe ainsi est de l'azote à peu près pur. Bien des médecins hydrologues ont voulu donner une importance très grande à la présence de l'azote, présence qui n'est pas du reste spéciale aux eaux sulfureuses. On a même essayé de créer une classe d'eaux azotées. Des médecins espagnols et des médecins de Cauterets ont entamé une campagne assez bruyante, en faveur de cet agent. D'après eux, l'azote donnerait aux eaux qui le renferment la qualité d'aliment réparateur et reconstituant auquel il faudrait, sans nul doute, attribuer l'effet de remontement bien connu par leur usage (Duhourcau, Daudirac). Pour le moment, nous laisserons ce côté de la question, de même que l'origine de ce gaz dans les eaux minérales. Après avoir rappelé qu'on a constaté des eaux azotées à grosses bulles et à petites bulles, concernant l'azote du Bain Viguerie, déclarons que, si ce gaz s'échappe à grosses bulles dans le bassin de captage, c'est à cause de la quantité même du gaz que le phénomène se produit. Dans le bain, l'azote se retrouve naturellement en quantités moindres, et vient se déposer sur le corps du baigneur, en bulles excessivement fines. Pour bien obtenir le phénomène, il faut, bien entendu, garder dans la baignoire le repos le plus complet. La présence de ce gaz communique au bain un effet topique qui n'est pas indifférent et sur lequel nous insisterons plus tard. C'est aussi en grande partie à l'azote qu'est due la faible altérabilité des principes sulfureux. Pour bien faire, il faudrait soigneusement recueillir la totalité du gaz, au-dessus même de la cuvette de captage, dans un gazomètre qu'il serait très facile d'installer. La pression qui ne tarderait pas à intervenir, empêcherait le dégagement, et l'eau sulfureuse, conservant tout son azote, conserverait ainsi beaucoup mieux son principe actif. Nous avons fait part de cette observation à l'intelligent régisseur de la Société Générale des Thermes, et nous ne doutons pas qu'il ne complète, avant peu, l'installation de la Source Viguerie, à ce point de vue spécial.

La buvette de la Source Viguerie n'aura plus rien à envier aux eaux sulfureuses azotées les plus fameuses. Si l'on n'est pas encore d'accord sur les vertus du gaz, on peut toujours penser que le principe sulfureux trouve en lui un correctif des plus utiles sans que ses propriétés thérapeutiques se trouvent en quoi que ce soit amoindries.

Après avoir étudié la Source Viguerie au point de vue de la fixité de son sulfure de sodium, grâce auquel, d'après Garrigou, le bain préparé avec son eau est le bain sulfuré le plus actif des Pyrénées, nous serons plus bref sur les autres principes minéralisateurs. Son alcalinité est représentée, d'après Filhol, par 0,077. C'est un des chiffres les plus élevés obtenus dans la station. En revanche c'est une des plus pauvres en matière organique. L'alcalinité est due principalement aux carbonates, et il est très possible que la soude caustique s'y trouve à l'état libre, ce qui expliquerait la vivacité, souvent observée, de l'action topique sur la peau malade.

L'électricité fournie par la Source Viguerie est très fortement accusée par le galvanomètre. Suivant l'observation du professeur Garrigou, les deux électrodes étant plongés dans l'eau Viguerie à sa température de 73°, on observe une forte déviation de l'aiguille du galvanomètre vers la droite. L'aiguille frappe vigoureusement l'arrêt, et se fixe insensiblement à 65° pendant quelques minutes. Si l'on met un électrode dans l'eau du torrent et l'autre dans l'eau Viguerie, la déviation de l'aiguille du galvanomètre se fait à gauche avec une intensité assez forte. Il y a, par conséquent, dégagement d'électricités différentes.

Nous en aurons fini avec la Source Viguerie, quand nous aurons dit qu'à côté du bassin de captage de la Source Viguerie, se trouvent installées, une étuve en caisse et deux étuves locales, et, un peu plus loin, une salle de humage. Nous n'avons rien à dire sur le compte des étuves, qui ne présentent rien de bien spécial. Nous ferons simplement remarquer combien la température de 73°8 est favorable pour une installation de ce genre. Avant peu, l'Etuve du Teich, dont la température se rapproche de 50°, sera remaniée et installée dans des conditions plus favorables. Elle sera alimentée par l'Eau de la *Grande Pyramide*, qui, ainsi que nous l'avons déjà indiqué, sourd du sol même de l'établissement, dans une cabine du

Bain Astrié. Sa température à 68° est bien suffisante, son abondance est de 69.000 litres. Elle présente surtout l'avantage de monter beaucoup plus haut que l'Eau Viguerie, et la hauteur de chute ne sera pas indifférente dans l'émission des vapeurs hyperthermales.

Le service des *Bains Viguerie* n'en sera que mieux assuré et celui des *Bains Astrié,* auquel contribue l'Eau de la *Grande Pyramide*, n'en restera pas moins très suffisant.

Nous insisterons un peu plus sur l'installation du humage dont la Source Viguerie fait aussi les frais, et qui a fourni à M. Ménelon l'occasion de montrer, une fois de plus, son talent de mécanicien. M. Ménelon a bien voulu nous livrer la note suivante sur sa création d'appareil de humage à Ax :

DESCRIPTION DE L'APPAREIL DE HUMAGE

« L'appareil de humage a tout à fait l'aspect d'une lampe modérateur munie de son globe posée sur un guéridon.

« Il se compose d'un socle ou piédestal creux en fonte émaillée intérieurement, revêtu d'une enveloppe en bois qui en l'ornant lui conserve sa chaleur. Ce piédestal est placé sur un immense bassin d'eau sulfureuse et recouvert d'une tablette carrée en marbre blanc sur laquelle repose l'appareil proprement dit.

« Ce petit appareil se compose d'un corps de lampe en nickel dont le verre, tube d'aspiration, est articulé à une sphère mobile qui tient la place du globe de la lampe ; l'extrémité de ce tube en nickel porte une embouchure mobile en faïence. Cette articulation permet de mettre l'embouchure à la hauteur de la bouche du malade ; de plus, et pour faciliter encore cette mise au point, le tube qui porte la sphère peut se mouvoir dans le corps de la lampe dans le sens vertical et horizontal ; il se fixe par le serrage à la main d'un écrou agissant sur une bague conique fendue.

« Enfin la quantité de vapeur admise dans l'appareil, et par suite sa température, sont réglées au gré du malade par une clé actionnant une valve qui ouvre plus ou moins l'orifice d'admission de vapeur. »

LA SOURCE JOLY

Après les longs développements consacrés à la Source Viguerie, nous serons beaucoup plus bref sur le chapitre de la Source Joly. Elle fut découverte dans le sol même du *hall* actuel, à peu de distance de la Source Viguerie, pendant les travaux nécessités par le captage définitif de cette dernière en 1863. Ce fut une acquisition très précieuse, car sulfureuse forte à un degré plus élevé même que la Source Viguerie, 0,0232 au lieu de 0,0226, elle présente un avantage qui a fixé immédiatement son emploi définitif. D'une altérabilité plus grande, elle donne lieu à une production plus abondante d'hydrogène sulfuré, production encore favorisée par le mode d'emploi qui est la pulvérisation. La Source Joly est, en effet, uniquement consacrée à toutes les variétés de douches pulvérisées. Le Teich présente aujourd'hui une série de salles et d'appareils sur lesquels M. Ménelon va encore nous fournir des renseignements du plus grand intérêt. Pour le moment, contentons-nous de dire que la Source Joly appartient au groupe des Eaux sulfureuses sulfhydriquées, se rapprochant ainsi par ses aptitudes de transformation de la *Grande sulfureuse* du Modèle et de la *Source Filhol* du Breilh. Il est regrettable que son débit, qui n'est que de 8342 litres, n'ait pas permis de l'utiliser pour le humage, pour lequel elle semblait surtout s'adapter très bien. Pour l'ensemble de ses autres caractères, elle se rapproche beaucoup de la source Viguerie, dont elle semble d'ailleurs être un filon divergent. Sa température est un peu moindre à tout près de 70°. Les manipulations multiples auxquelles est soumise l'eau de la Source Joly ne nuisent en rien aux effets topiques et d'inhalation que l'on recherche. On assure, grâce à elles, une rapide production d'hydrogène sulfuré ; cette production est encore assurée par la projection des jets filiformes, sur le tamis, la palette ou la coupe. N'étudiant maintenant que les sources et les appareils dans lesquels elles sont utilisées, nous remettons à plus tard ce que nous avons à dire des douches pulvérisées au point de vue de leurs applications thérapeutiques, et nous laissons la parole à M. Ménelon.

LA SALLE DES DOUCHES PHARYNGIENNES. — APPAREILS DE PULVÉRISATION

« La salle des douches pharyngiennes est située au 1er étage du pavillon (aile droite) de l'établissement, on y accède par un escalier qui communique avec la grande galerie-promenoir et par une porte postérieure située au niveau du parc. Elle renferme 12 appareils symétriquement placés ; un lambris en marbre blanc de 0m60 de hauteur, posé sur les tables, fait le tour de la salle ; à la partie supérieure du lambris et en regard de chaque appareil se trouve une petite rosace portant un crochet destiné à recevoir la montre du malade, qui peut ainsi lui-même régler la durée de sa douche.

Les douches pulvérisées sont alimentées par la source Joly (70°), dont le point d'émergence est situé dans la galerie-promenoir. Pour obtenir la pression nécessaire à la pulvérisation, l'eau est élevée au moyen d'une pompe dans une cuve en fonte hermétiquement fermée pour lui conserver ses principes sulfureux, et recouverte extérieurement d'une enveloppe en bois pour lui conserver sa thermalité. Le niveau supérieur de l'eau est à 10 mètres au dessus des appareils. — Un tuyau en fonte à 2 compartiments est placé au centre et à l'intérieur de la cuve ; l'un des compartiments donne passage au tuyau élévatoire et l'autre sert de trop plein.

La cuve, posée sur une tour creuse en maçonnerie, est facilement visitée par-dessous ; là sont d'ailleurs adaptés tous les tuyaux de prise d'eau. Parmi tous les tuyaux qui partent du fond du bassin deux à deux, l'un d'eux se rend directement et conduit l'eau chaude au *robinet mélangeur*, tandis que l'autre, qui est serpentiné dans son trajet, fournit l'eau froide. L'eau donnée par les appareils est donc toute sulfureuse. Ces deux tuyaux *(le chaud et le refroidi)* aboutissent par des raccords mobiles à un robinet mélangeur dont le but est de régler la température de l'eau à introduire dans les appareils de pulvérisation.

Le *robinet mélangeur*, qui a la forme d'un Y.

est composé de 2 robinets porteurs, à la partie supérieure de la clé, d'un petit engrenage ; un pignon, placé entre les deux et mis en mouvement par une poignée, actionne les deux engrenages en sens inverse et ouvre l'orifice de l'un des robinets, d'autant qu'il ferme l'autre. Cette disposition permet, comme il est facile de le voir, d'obtenir vite la température demandée et surtout une pression constante. Un disque émaillé, recouvrant les engrenages, indique, par une aiguille parcourant les graduations, la température de l'eau. L'eau arrive dans une sphère où s'opère le mélange et à la suite de laquelle se trouve un robinet de vidange muni d'un thermomètre destiné à mesurer la température obtenue. Le tuyau qui distribue l'eau aux appareils est adapté par un raccord mobile à la sphère.

« Les appareils de pulvérisation, quoique ressemblant de prime abord aux appareils du même genre, en diffèrent cependant d'une façon notable.

D'abord, un arrêt adapté au robinet d'adduction permet au malade de s'assurer et de sentir avec la main si le robinet est ouvert ou fermé.

Une articulation verticale laisse à l'appareil le moyen de pivoter horizontalement sur lui-même, offrant ainsi au malade toute facilité pour prendre la position qui lui convient le mieux. Cette articulation, jointe aux nombreuses genouillères communes aux instruments de ce genre, donne aussi toute facilité pour le mettre à la portée des personnes grandes ou petites. Chaque genouillère est serrée et immobilisée par une vis à tête plate qui se manœuvre facilement avec les doigts.

Le nez corbin, porteur de l'embout, est fixé sur l'appareil par un écrou mobile à oreilles qui permet d'amener sans tâtonnements le jet filiforme au milieu de la palette ou au centre du tamis.

La mobilité dans le sens horizontal de la tige portant la palette et le tamis, en permettant aux personnes à poitrines avantageuses de s'approcher de la table, les empêche de se mouiller.

Enfin la réunion de la palette et du tamis aux extrémités d'une même tige, montée sur une coulisse munie de deux vis de serrage, permet de donner alternativement, sans perte de temps et par un simple mouvement de rotation, la douche à la palette ou au tamis. Il est d'ailleurs facile, par une manœuvre des plus simples et des plus rapides, de donner successivement la douche nasale, faciale, oculaire, auriculaire et d'appliquer à l'extrémité du nez corbin l'embout à jet filiforme, l'arrosoir, la coupe.

Chaque appareil est fixé sur une jolie table en marbre blanc par-dessous laquelle sont adaptés les tuyaux d'adduction et d'évacuation.

Tous les organes composant cette installation

sont agencés avec des raccords mobiles à écrou rendant le démontage et la réparation faciles ».

LES BUVETTES DU TEICH

Les buvettes du Teich sont au nombre de cinq. Deux sont alimentées par des Sources déjà étudiées, *Eau Bleue* et *Viguerie*. La première constitue une boisson complètement désulfurée, qui puise dans des proportions notables d'hyposulfite de soude, des qualités dépuratives remarquables, accentuées encore par les carbonates et les silicates alcalins. De toutes les Sources d'Ax, soumises à l'analyse, c'est celle qui, d'après Willm, renferme les proportions les plus grandes de carbonate de calcium. Le principe calcique est loin d'être indifférent ; il contribue, entr'autres choses, à la digestibilité de l'eau, qui risquerait d'être lourde par la présence de l'hyposulfite. L'observation de chaque jour démontre que la plupart des estomacs la digèrent très bien, malgré les abus qui se commettent parfois, car certaines personnes la boivent même au repas, ce qui n'est pas à conseiller. Refroidie, elle est beaucoup moins digestible, et nous avons observé des flux dyssentériques que des ingestions excessives d'*Eau Bleue* avaient certainement provoqués. *Ne quid nimis.* Il ne faut pas demander à cette buvette une action quelconque sur l'intestin, en dehors d'une légère constipation, mais simplement des décharges urinaires très appréciables et peut-être une suractivité des fonctions de la peau et des glandes salivaires. Les reins paresseux, mais non altérés, subissent une stimulation des plus favorables, grâce à laquelle la quantité des urines se trouve augmentée, en même temps que le chiffre des matériaux solides. Toutes les manifestations morbides, sous la dépendance d'un ralentissement de la nutrition, se trouvent bien d'un pareil lessivage. C'est une des buvettes de choix pour les arthritiques, rhumatisants ou goutteux, et, grâce à son hyposulfite de soude, elle doit aussi rentrer dans les formules balnéothérapiques à l'usage des syphilitiques. Comme avec l'*Eau de Longchamps*, les graveleux peuvent avoir une poussée salutaire, grâce à laquelle les éliminations copieuses de sables, de gravelle et même de petits calculs les débarrassent pour longtemps de leur lithiase rénale. Il est bon de ménager, dès le début, les susceptibilités particulières et d'éviter une véritable colique néphrétique, qui serait médiocrement appréciée par le patient. G. Astrié a parfaitement résumé les propriétés de l'*Eau Bleue*, qui serait, d'après lui, diurétique, dépurante, légèrement tonique et favorisant l'émission de petits graviers. L'*Eau Bleue*, prise à l'intérieur, se trouve grandement aidée dans son œuvre d'élimination et de dépuration par le bain et la douche, appropriés au tempérament du malade et à la localisation du moment.

La Source Viguerie refroidie est encore peu utilisée. Ici, c'est l'embarras des richesses. Cependant, sa sulfuration élevée et fixe, sa richesse en azote, qui n'a rien à envier aux eaux de Barèges, de Bonnes ou de Cauterets, en fait un médicament énergique chez les déprimés, les lymphatiques, les torpides, les sujets à hypotension habituelle. non éréthiques, chez tous ceux, candidats éventuels à la tuberculose, qui ont besoin, suivant les idées du grand phtisiologue Pidoux, de *suracidifier*, de *surasoter* leurs humeurs, afin de les rendre d'une réceptivité moindre, vis-à-vis du bacille de Koch. Malheureusement, la température de la Source Viguerie, ramenée à 24°, n'est pas très favorable pour en faciliter la digestion. Pour le moment, il est bon de la couper, suivant les indications, avec une des buvettes voisines dont la température est plus favorable. Il sera, dans tous les cas, très facile d'avoir, quand on le voudra, une buvette Viguerie à température plus élevée et à laquelle on aura su conserver une proportion plus considérable de son azote. Alors on aura sous la main une buvette sulfureuse forte et azotée dont les applications pourront être plus étendues qu'elles ne le sont pour le moment.

⁂

Il nous reste à parler des deux buvettes de *Saint-Roch* et de l'eau *Patissier*. L'eau de *Saint-Roch* à droite, à l'instar de la *Petite Sulfureuse* du Breilh, dite *Miraculeuse*,a été aussi appelée *Merveilleuse.* Gintrac père, l'éminent médecin Bordelais, qui est venu étudier sur place les Eaux d'Ax, comme tant d'autres praticiens distingués de Bordeaux et d'ailleurs, la rapproche de la célèbre *Raillère* de Cauterets. Elle naît derrière le Teich, sur le versant de la montagne, un peu plus haut que le petit château d'eau, dans lequel on refoule la Source *Joly*. Jusqu'en 1863, la Source *Saint-Roch* de l'Ouest et sa voisine de l'Est, constituaient, dans le lieu même où elles étaient captées, une buvette géminée des plus pittoresques. Mes souvenirs d'adolescent me rappellent fort bien la physionomie de la double fontaine avec son tertre gazonné, son banc de pierre demi circulaire et son rond-point, pèlerinage bi-quotidien de nombreux buveurs, croyants fidèles aux vertus de *Saint-Roch*. La fontaine du *Coustou* donne encore aujourd'hui, à certaines heures, une idée de ce qui se passait à Saint-Roch ; mais la buvette du Coustou est située dans une ruelle, et le pittoresque fait complètement défaut. En 1863, on trouva plus commode de centraliser toutes les buvettes dans le même local et l'on put ainsi modérer l'intempérance de certains buveurs. Les deux Saint-Roch, furent descendues au rez-de-chaussée de l'Etablissement, presque à l'endroit où elles se trouvent actuellement. La Source Saint-Roch, à droite, ou de l'Ouest, pouvait d'autant mieux supporter la descente, que sa température excessive de 50°, a pu être ainsi ramenée à un degré plus raisonnable qui varie de 35° à 42°. La quantité de sulfure de sodium s'élève, d'après Willm, à 0,0174. Elle est assez alcaline, mais très pauvre en matière organique. Il est probable que cette lymphe minérale a subi quelque transformation dans sa *crase* intime, car Astrié la déclare très *glairineuse*, et comme conséquence, *douce* et *diurétique*. C'est au contraire, de toutes les eaux d'Ax, une des plus actives et qui risque le plus de donner la poussée thermale, incident de la cure que nous épargnons, le plus possible, à nos clients, alors que nos prédécesseurs, à l'exemple de Bordeu, croyaient souvent de leur devoir de la provoquer.

Excellent modificateur de la scrofule, elle s'emploie aussi avec un résultat très appréciable dans les tuberculoses torpides, superficielles et périphériques. Elle doit être soigneusement évitée à tous ceux pour lesquels l'envahissement bacillaire menace les cavités splanchniques ou les centres nerveux. Nous avons vu un enfant chez lequel le processus méningitique évolua aussitôt après une cure thermale, pendant laquelle des bains trop énergiques et des ingestions d'eau de Saint-Roch avaient très certainement servi d'agents provocateurs. Certains bains, certaines eaux ne devraient être délivrées que sur ordonnances du médecin.

Nous ne dirons rien de la Source Saint-Roch à gauche, simple bouillon atténué de sa voisine qu'elle sert à mitiger. Il nous reste quelques mots à dire sur la dernière buvette, anciennement appelée n° 5 ou du *petit robinet*, à laquelle on a donné le nom de *Patissier*, en l'honneur du médecin hydrologue, qui visita la station et s'intéressa à sa prospérité. D'un faible débit qui ne dépasse pas 500 litres par 24 heures, d'une température de 35°, sa caractéristique est d'être très faiblement sulfureuse (0,0022). Très digestible et nullement excitante, elle offre, grâce à son titre sulfhydrométrique très peu élevé, l'avantage de pouvoir être donnée à ceux même pour lesquels on redoute l'action énergique d'une eau sulfureuse. Des baigneurs habitués aux Eaux de Cauterets ont retiré de l'usage de la buvette Patissier les mêmes effets *eupeptiques* qu'ils avaient obtenu avec *Mauhourat*. Sulfureuse douce comme l'eau Pilhes du Couloubret, si l'action de cette dernière est surtout *béchique*, celle de Patissier est *gastrique* et *intestinale*, suppléant, chez quelques malades, l'usage de l'eau de Foncirgue ou d'Alet.

Nous avons fini ce que nous avions à dire sur les sources du Teich. Nous allons passer maintenant à l'étude de leurs applications thérapeutiques.

APPLICATIONS THÉRAPEUTIQUES

BAINS BOULIÉ

Après tous les détails, d'ordre physique et chimique, dans lesquels nous sommes entré au sujet des sources du Teich et de son arsenal balnéothérapique, il nous reste à déterminer le cadre des indications thérapeutiques. Les trois sections de bains présentent des différences bien tranchées et s'adressent à des groupes variés d'états morbides. Entre le bain *Boulié*, alimenté par l'*Eau Bleue* désulfurée et alcaline et le bain *Viguerie* desservi par une eau sulfureuse forte et d'une fixité remarquable, il y a naturellement antagonisme d'action et par suite d'indication. Le premier est essentiellement sédatif et dépuratif. Il trouve son emploi dans l'arthritisme y compris celui qui tend vers la goutte. Aidé de la boisson de même nature, il régularise les éliminations par la peau et les reins ; il modère les irritations polymorphes du revêtement cutané chez tous ceux dont les dépurations complémentaires obligent la peau à sécréter des produits, anormaux par la qualité, excessifs par la quantité. Ces arthritiques qui se trouvent bien de l'*Eau Bleue* sont souvent des surmenés du système digestif, avec troubles corrélatifs plus ou moins définis de la circulation et de l'innervation. Ce sont des ralentis d'une nutrition, poussée trop longtemps à un taux plus que physiologique, des intoxiqués par des produits peu solubles d'une désassimilation incomplète. Plus ou moins dilatés de l'estomac, ils présentent aussi ce qu'on est convenu d'appeler de la pléthore abdominale. L'*Eau Bleue*, employée suivant les règles, *intus* et *extrà,* combinée avec une hydrothérapie modérée, convient à tous les diathésiques de cette espèce, en perpétuel état d'imminence morbide. Le régime, une hygiène appropriée, une surveillance spéciale du système digestif, qu'on entretiendra aussi peu septique que possible, tout cela complètera très à propos le *modus vivendi*. Notez que l'air de nos montagnes et notre altitude si favorable à 715 mètres sont un élément de la cure.

On conseillera aussi l'*Eau Bleue* et le bain *Boulié* aux femmes de souche arthritique et herpétique, atteintes de douleurs erratiques, de névralgies, de poussées congestives variées, y comprises celles vers la peau, à un état d'ailleurs subaigu et chronique : eczéma, urticaire, acné, furonculose. Ces malades sont quelquefois atteintes de lithiase biliaire ou rénale ; elles ont à supporter des utérus lourds avec des cols granuleux et leucorrheiques ; ce sont des sujets prédestinés, dans un avenir plus ou moins lointain, aux dystrophies de tout ordre, aux scléroses, aux néoplasmes. Chez tous ces malades — *bradytrophiques* en langage de l'école, — on doit continuellement chercher à ramener la nutrition viciée au type normal, à combattre les effets et encore mieux les causes de l'auto-intoxication, afin de mettre l'organisme mieux en état de résister aux invasions microbiennes. Pour cela, rien de mieux que la médication thermale, ce modérateur, par excellence, de tous les grands processus morbides. Il faut qu'on soit bien pénétré de cette idée que les eaux minérales ne se contentent point d'atténuer l'état présent, mais encore qu'elles mettent à l'abri des maladies infectieuses pour un temps plus ou moins long, et des dégénerescences organiques futures, dans une mesure fort appréciable. En ce qui concerne l'influenza, en particulier, nous nous sommes livré depuis 1890 à une enquête, dont le résultat a été que tous ceux qui avaient suivi un traitement thermal régulier, avaient complètement échappé à l'épidémie ou avaient été atteints très légèrement. Depuis longtemps, nous savons d'ailleurs que les catarrheux, les bronchiteux passent un bien meilleur hiver, quand ils ont pu suivre la cure d'eaux qui leur convient. Les médecins de Cauterets ont, maintes fois, appelé l'attention sur ce point spécial qui ne fait pas l'ombre d'un doute.

Faire une saison équivaut presque à contracter une assurance, non seulement contre le groupe morbide pour lequel on a poursuivi la cure, mais encore contre la maladie en général. Toutes nos eaux minérales produisent ce que Bordeu appelait un remontement général, et par suite exaltent le dynamisme vital grâce auquel nous luttons avec succès contre les ennemis du dehors, et ceux encore plus redoutables de nos milieux intérieurs. Il est une condition *sine quâ non* pour assurer le contrat d'assurance contre la maladie, c'est que la station choisie et le traitement suivi s'accordent avec la maladie, avec la constitution, avec le tempérament, avec même l'idiosyncrasie, ce je ne sais quoi si particulier, qui oblige à tant de réserve, à tant de prudence dans l'application des choses de la médecine. Il ne suffit nullement, en effet, d'aller se baigner n'importe où, n'importe comment.

Après cette digression que nous ne croyons pas inutile, nous dirons pour terminer ce que nous avons à dire de l'*Eau Bleue*, qu'elle est aussi utile dans les catarrhes des voies urinaires que dans ceux des organes génitaux,et que ses effets stimulants sur les reins la font employer avec beaucoup de succès dans les diathèses goutteuses et graveleuses.

BAINS VIGUERIE

Si le bain *Boulié,* appuyé de la buvette d'*Eau Bleue,* correspond à l'arthritisme, le bain *Viguerie* s'adresse à la scrofule et à presque toutes ses modalités qui sont innombrables. Le bain *Viguerie* est un des types les plus remarquables de bain sulfureux. Avec lui, peuvent s'obtenir tous les effets de la médication thermale sulfureuse. Si nos eaux alcalines désulfurées agissent principalement sur les organes dépurateurs, reins, foie, peau, stimulant l'élimination des déchets nuisibles qui encombrent l'organisme, nos eaux sulfureuses produisent surtout leurs effets sur les grandes fonctions de l'organisme, assimilation, circulation, innervation. L'appétit est augmenté, la digestion est plus rapide, les diverses sécrétions sont accrues, le cœur bat moins vite mais plus fort, la pression des artères est augmentée, les centres nerveux manifestent une activité plus grande. Les urines traduisent cette stimulation de toutes les fonctions de l'organisme par une plus forte proportion d'urée et d'acide urique. Comme le disait Pidoux, l'eau sulfureuse *surasote* les humeurs. Loin d'avoir seulement une action superficielle ou périphérique, comme le pense Durand-Fardel, la médication thermale sulfureuse présente à l'observateur une action profonde, vraiment *eutrophique* et par suite *antidyscrasique* ou *antidiathésique*, stimulant les cellules et modifiant les plasmas. Inutile de dire qu'il ne faut pas exagérer la cure, sans quoi les méfaits du soufre, dont on a singulièrement abusé, pour éloigner les baigneurs des stations d'eaux sulfureuses, se traduisent pour les malades par des symptômes désagréables et pénibles. Nous épargnons aujourd'hui aux baigneurs ce que nos anciens recherchaient sous le nom de fièvre ou de poussée thermale. Celle-ci se traduisait par des dérangements variés du système digestif et de ses annexes, par de l'accélération dans la circulation, par des sueurs, des éruptions, par de l'insomnie, de l'agitation. Un sentiment de courbature généralisée de dépression intellectuelle et physique prenait la place de l'action tonique, du remontement général, du bien être, seuls effets que l'on doit chercher à obtenir.

Cela ne veut pas dire que même dans la cure la mieux conduite, il ne puisse se passer quelques phénomènes bien connus qui ne doivent inquiéter ni le baigneur ni le médecin. Ainsi, dans les premières périodes du traitement, le bronchiteux voit accroître sa toux et son expectoration; ainsi, l'arthritique, l'herpetique, le syphilitique voit se réveiller quelques douleurs, quelques poussées vers la peau et les reins. Trousseau estimait que cette irritation substitutive était un des éléments d'action des sulfureux, mais nous pensons que, loin de chercher à la provoquer, on peut s'arranger de façon à ce qu'elle passe, pour ainsi dire, inaperçue. Les douches peuvent corriger les incidents susceptibles d'être provoqués par les bains et surtout par la boisson.

Le bain Viguerie présente tous les avantages de la médication reconstituante et tonique avec l'agrément de ne provoquer que très rarement une stimulation excessive, à la condition qu'on règle, comme il convient, sa température et sa durée. Il doit cette précieuse qualité au fait qu'il est exempt de tout mélange d'une eau étrangère et que la présence de l'azote corrigeant l'effet topique, atténue une excitation superficielle inutile, sans nuire toutefois à l'action profonde, *trophique* et *dynamique*.

Tous les sujets lymphatiques et scrofuleux, quelques soient les accidents qu'ils présentent, trouvent dans le bain *Viguerie* un puissant remède. Pendant de longs siècles, la médication thermale sulfureuse fut considérée comme le meilleur remède de la diathèse scrofuleuse. Depuis vingt ans, les eaux chlorurées sodiques ont essayé de monopoliser ce traitement de la scrofule. On commence à revenir un peu de cet engouement. La multiplication des établissements salins ne nuira pas à une appréciation plus rapprochée de la réalité. Telle station fameuse s'aperçoit déjà que la roche Tarpéienne est proche du Capitole. Certes, nous n'avons pas la prétention de nier les puissants effets des bains salés additionnés d'eaux mères, mais ces puissants effets peuvent être obtenus partout sans aller les chercher aux sources mêmes. Le professeur Garrigou a enseigné, depuis longtemps, tout le parti qu'on pouvait tirer du sel et des eaux mères transportées. Nous même, les avons employés à Ax avec grand profit pour les malades. Autant le principe sulfuré est altérable, autant ceux des eaux chlorurées sont fixes et se conservent indéfiniment. La thermalité ne joue chez elles qu'un rôle secondaire, les plus riches sont froides. De plus, les chlorurées sodiques présentent des contrindications, tandis qu'à vrai dire, les sulfureuses n'en présentent que fort peu, et dans le cas où une contrindication existerait pour ces dernières, c'est qu'elle existerait très probablement pour toute médication thermale.

Nous concédons que la mer et les chlorurées sodiques constituent le plus puissant agent de l'état diathésique, d'une façon générale, mais combien de localisations, d'origine strumeuse, ne peuvent supporter l'eau salée et même le climat maritime ! Du côté de la peau, en particulier, le bain *Viguerie* revendique le traitement de toutes les gourmes, de toutes les scrofulides bénignes ou malignes, superficielles ou profondes, celui de l'impetigo, de l'ecthyma et même du lupus dont l'évolution est du reste si variable. Pour les adénites si, tant qu'il n'y a pas de suppuration, les chlorurées sodiques triomphent plus aisément, dès qu'elles sont suppurées, le soufre reprend ses droits. Il en est de même des manifestations osseuses et articulaires. Quand elles sont arrivées à l'état chronique, tant qu'elles se maintiennent sans suppurations, les chlorurées sodiques gardent leur prépondérance. Dès que la fonte est survenue avec les trajets fistuleux et les abcès secondaires, la médication sulfureuse l'emporte à son tour. Au deuxième congrès d'hydrologie nous avons écouté avec grand intérêt une communication très intéressante d'un médecin militaire qui avait successivement dirigé l'hôpital de Barèges et de Bourbonne. Ses statistiques étaient tellement évidentes en faveur de Barèges que je crois qu'on ne dirige presque plus sur Bourbonne les manifestations ostéo arthritiques de nature scrofuleuse.

Si la mer et les chlorurées sodiques modèrent le processus de la scrofule, plus sûrement peut-être que la médication sulfureuse, à coup sûr le soufre garde sa prépondérance pour amender les accidents les plus graves, pour lesquels on serait, sans elle, obligé d'avoir recours à la chirurgie, cette *ultima ratio*.

Il y a longtemps que l'ancien inspecteur Alibert a écrit que *nos bains et nos douches amendent les maladies articulaires de nature scrofuleuse, abaissent et flétrissent les callosités d'ulcères fistuleux, facilitent la sortie du pus, le travail de la carie, l'élimination des séquestres, la fonte des masses tuberculeuses des os.* Je ferai observer qu'il y a déjà plus de quarante ans qu'Alibert reconnaissait ainsi le lien intime qui réunit la scrofule et la tuberculose. Il ajoutait aussi que, pour guérir ces malades, il fallait les saturer d'eaux sulfureuses.

Ceci nous sert de transition avec la question délicate du traitement de la tuberculose pulmonaire par les eaux sulfureuses. Si la présence du bacile de Koch, dans la plupart des manifestations strumeuses, mêmes dans celles d'apparence la plus bénigne, telles que les engelures, permet d'englober la scrofule et la tuberculose dans le même groupe pathologique, quelles différences dans l'évolution des accidents d'une diathèse unique ? Combien de scrofuleux qui ne deviennent jamais phtisiques, combien de phtisiques qui n'ont jamais été scrofuleux. Alors que la scrofule évolue avec une lenteur qui permet aux médications et au traitement chirurgical d'aboutir à un succès plus ou moins complet, combien de fois la tuberculose, proprement dite, évolue avec une allure de maladie virulente, infectieuse, contre laquelle nul traitement ne peut aboutir à une amélioration quelconque, ne peut retarder d'un jour la fatale échéance ! Ce n'est certes pas à cette forme de tuberculose que la médication sulfureuse peut s'adresser, pas plus qu'aucune autre d'ailleurs, mais à la forme torpide, sans grande réactien fébrile, n'ayant compromis ni le système nerveux ni le système digestif. Cette forme de tuberculose survenant le plus souvent chez des sujets lymphatiques et scrofuleux, ayant déjà offert la série ascendante des accidents de la diathèse, n'est pas, à vrai dire, une maladie qui commence, mais une maladie qui finit. C'est chez ces malades que la phtisie s'établit silencieusement sans secousses, presque sans fièvre ; c'est justement chez ceux-là, que la médication sulfureuse rend de grands services, et les maintient si longtemps dans un état de santé, tout au moins relatif, que quelquefois ils arrivent à survivre à leurs tubercules. Le bain *Viguerie* employé court et frais concurremment avec une de nos excellentes buvettes telles que l'eau du *Coustou* ou de la *Petite Sulfureuse,* donne dans ce mode de tuberculose, lentement chronique, de bons résultats bien appréciés des malades qui se raniment autant au moral qu'au physique et se raccrochent, de nouveau,à une espérance qu'ils n'avaient plus. Tous les ans, un certain nombre de phtisiques du premier et deuxième degré passent dans notre station. Nos eaux provoquent très rarement des hémoptisies. Nous avons connu cependant plusieurs malades qui commettaient de singuliers abus de buvette que nous avions de la peine à réprimer. La plupart ont pu achever leur cure sans accidents, partaient contents et remontés et revenaient plusieurs années de suite. Le traitement hydrothérapique, d'ailleurs modéré, par bains ou douches, corrige ce qu'aurait pu avoir d'excessif de trop copieuses ingestions d'eaux sulfureuses.

Si le bain *Viguerie* rend de signalés services dans la scrofule et la tuberculose, combien plus est-elle utile pour garantir de ces accidents diathésiques les enfants et les jennes gens qui par suite de leur constitution native, de l'hérédité ou des maladies antérieures, semblent avoir leur organisme prédestiné à l'invasion du redoutable bacille. Un enfant d'ordinaire bien portant ne se remet que difficilement après la rougeole, l'influenza ou la coqueluche. Il s'enrhume avec facilité, l'adénopathie bronchique persiste. Envoyez-le dans nos montagnes suivre une cure. Comme disait l'ancien inspecteur Astrié, il vous rapportera de bonnes nouvelles de nos eaux et le terrain, essentiellement tuberculisable, sera modifié et au bout de quelques années deviendra réfractaire.

Voici une jeune fille chlorotique et aménorrhéique. Elle a inutilement absorbé toutes les préparations de fer et de quinquina, on lui a,non moins inutilement, ordonné, douches froides, bains de mer ou draps mouillés, sans oublier les analeptiques les plus variés. Envoyée en désespoir de cause aux eaux sulfureuses, elle a les plus grandes chances de guérir. Il y a longtemps qu'on a dit qu'il y a des chloroses à soufre. De même que les globules du sang peuvent manquer de fer, nos principes albuminoïdes peuvent être à court de soufre ; ce soufre leur sera fourni par nos buvettes, tandis que le bain *Viguerie,* combiné avec des douches appropriées, donnera à l'organisme affaibli une impulsion salutaire, souvent définitive après un seul traitement.

Par ce qui précède, on voit quels services, avec bien d'autres encore d'une utilisation moins fréquente, peut rendre le bain *Viguerie,* ce type de bain sulfureux que le professeur Garrigou n'a pas hésité à déclarer *le plus actif des Pyrénées.* C'est dire qu'on ne doit pas l'employer à tout propos et hors de propos et que, lorsque le cas le réclame, le médecin doit soigneusement indiquer sa durée et sa température. Le choix de la buvette et de la douche n'est pas non plus indifférent.

BAINS ASTRIÉ

Nous serons beaucoup plus bref sur ce qui concerne le bain *Astrié.* Car si les bains *Boulié* et *Viguerie* s'adressent surtout aux diathèses, au tempérament, à la constitution, le bain *Astrié,* accompagné, le plus souvent, de la douche à faible pression, dite *Tivoli*, s'applique à l'élément morbide, à la localisation. Ici la thermalité et le mode d'administration jouent un rôle plus important que la sulfuration. Le bain Boulié se donne tempéré, le bain Viguerie frais, le bain *Astrié* chaud et sa douche hyperthermale. Au bain *Astrié* accourent, ou plutôt se traînent en nombre, les rhumatisés plus ou moins impotents, marchant avec une canne ou avec des béquilles, de même tous ceux atteints d'entorses, de luxations, de fractures, plus ou moins guéries, plus ou moins bien *rhabillées*, plus ou moins bien consolidées, avec des jointures douloureuses et empatées, des cals plus ou moins gros et difformes. Ici c'est la section par excellence des *douleurs*, non pas des douleurs d'oisifs, d'arthritiques ou de goutteux, de ralentis de nutrition, de neurasthéniques, mais des douleurs de gens qui travaillent et sont soumis à toutes les intempéries, qui fatiguent leurs muscles, qui surmènent leurs articulations et leurs os, avec une nourriture de végétariens, qui a du moins pour avantage de laisser à la nutrition une activité qui ne demande qu'à s'éveiller. Ces malades, simples par les antécédents morbides qui les concernent, n'ont eu que ces maladies — que l'on appelait autrefois inflammatoires. Pour eux, l'état diathésique est presque toujours lettre morte, — sauf trop souvent celui de misère physiologique. Chez eux, le bain *Astrié*, modérément sulfureux, agrémenté d'un système de douches des plus primitifs, qui se passe de la maîtrise d'un doucheur, fait, le plus souvent, merveille. Après vingt jours, le plus souvent après quinze, trop souvent après dix, ces surmenés du labeur quotidien, mais dont l'estomac est intact, repartent rafraîchis, guéris, ayant contracté un nouveau bail d'un an avec le travail et une santé suffisante. Inutile d'ajouter, qu'ils ont fait de longues séances auprès de leurs buvettes de prédilection, près desquelles ils se livrent à de véritables excès; mais ces excès sont facilement supportés, car ces gens simples, atteints de maladies peu compliquées, ont su conserver leurs reins et leurs voies digestives dans leur intégrité native. Ils aiment assez le vin léger de leur pays, mais ils ignorent l'heure de l'apéritif.

DOUCHES PHARYNGIENNES. — HUMAGE

Nous avons décrit plus haut le mécanisme des douches pulvérisées et du humage. On peut affirmer que cette organisation, toute récente, d'appareils perfectionnés ne craint aucune comparaison avec celle des stations les plus fameuses. Toutes les variétés de douches pulvérisées et d'irrigations d'organes, de cavités, ou de surfaces accessibles, se trouvent réunies dans le même pavillon, et l'on sait tous les services qu'elles peuvent rendre aux malades dans les affections chroniques de l'oreille externe et moyenne, des yeux, du nez, du pharynx, des premières voies respiratoires, de la peau, etc. Que l'affection localisée dans ces organes ou dans ces régions soit dans la dépendance de l'arthritis, de l'herpétisme, de la scrofule ou de la syphilis, si le traitement général doit différer, le traitement local est unique avec des modalités diverses, inhalations, pulvérisations, irrigations, humage. La vitalité de la muqueuse malade, de ses organes lymphoides si nombreux, de ces glandules, des muscles sous-jacents, se trouve modifiée, stimulée ; il n'en faut pas plus pour que l'ensemble de la muqueuse nasale et pharyngienne, après une irritation d'ailleurs passagère provoquée par l'action topique, ne tende à revenir vers l'état physiologique. Il ne faut pas croire que toutes les parties malades doivent absolument être touchées par le liquide ou la vapeur. Comme le dit excellemment le Dr Bouyer, de Cauterets, *de même que l'inflammation se propage par continuité de tissus, de même aussi sa résolution peut s'opérer sous l'influence d'une action de voisinage,* et le savant confrère, avec sa longue expérience des eaux sulfureuses, le prouve aussitôt, en montrant l'effet des irrigations naso-pharyngiennes sur le catarrhe chronique de l'oreille moyenne avec ses variétés : catarrhe tubaire, catarrhe de la caisse, épaississement ou sclérose de la muqueuse de l'oreille moyenne. Le même fait se produit pour la muqueuse laryngée, alors qu'il n'y a que l'isthme du gosier et la muqueuse naso-pharyngienne sûrement atteints par le gargarisme, la douche pulvérisée ou l'irrigation. Il y a bien la vapeur sulfureuse qui va plus loin que le topique liquide, mais malgré l'utilité de l'inhalation et du humage, le conflit de l'eau avec la muqueuse donne des effets plus sensibles, plus profonds, qui vont au-delà des points de contact.

Aussi, nous ne nous attarderons pas à expliquer longuement les manœuvres qui forcent le malade à une gymnastique à laquelle il ne s'habitue que bien difficilement. Il y a longtemps que le Dr Guinier nous a enseigné le gargarisme pharyngo-nasal et le gargarisme laryngé ; mais ce mode de balnéation est toujours resté comme un procédé de laboratoire, d'ailleurs très curieux. Quant aux parties non accessibles au topique liquide, elles doivent se contenter des vapeurs respirées dans les salles d'inhalation ou aspirées aux bouches de humage. Tantôt il y a avantage à aspirer les vapeurs par le nez, c'est quand on veut surtout modifier le *cavum nasale* et que les irrigations sont mal supportées, mais le plus souvent, il est préférable de les aspirer par la bouche quand on veut, ce qui est l'ordinaire, modifier la partie supérieure de la muqueuse respiratoire. On comprend très bien en effet que, dans l'acte physiologique de la respiration, on doive aspirer l'air par les fosses nasales. Par ce procédé, l'air arrive moins froid dans l'arbre aérien ; de plus, il arrive épuré de ses poussières et de ses germes ; ceux-ci se déposent dans des anfractuosités faites à souhait et en outre éminemment bactéricides. Dans l'acte thérapeutique du humage, au contraire, il y a tout avantage à faire arriver la vapeur sulfureuse par le plus court chemin possible. C'est par la bouche évidemment qu'on *hume* avec plus de profit une vapeur qui arrive ainsi plus *thermale*, plus *sulfureuse* et d'ailleurs complètement *aseptique*.

Nous ferons très rapidement l'énumération des affections susceptibles d'un traitement local par les douches pharyngiennes et le humage.

C'est avec justice qu'on appelle ce genre d'appareil, sujet à tant d'applications variées, douche pharyngienne. C'est la muqueuse pharyngienne que vise surtout l'action topique et c'est de cette muqueuse même que se propage par voisinage, la pluspart des maladies traitées : des fosses nasales, de la trompe de l'isthme du gosier, du larynx, de la trachée, des bronches. C'est tantôt une simple hyperhémie de la muqueuse, à laquelle succède d'autres altérations anatomiques, telles que des granulations, des ulcérations, des végétations adénoides ou papillomateuses. Les muscles sous-jacents s'atrophient ou se paralysent plus ou moins, si l'on ne remédie point aux troubles primitifs des membranes. Après une exagération dans les sécrétions qui dure plus ou moins longtemps, les glandules se tarissent, le catarrhe devient sec et la dégénérescence scléreuse des organes s'établit, d'abord par îlots gagnant de proche en proche, amenant vers l'oreille la surdité, vers le larynx l'aphonie. Quand la maladie est arrivée à ce degré, l'incurabilité est évidemment complète. C'est chez l'enfant que la tendance morbide vers les fosses nasales et le pharynx commence à se révéler, avec des modalités diverses, suivant que le terrain est scrofuleux ou arthritique. C'est alors, suivant l'aphorisme, *principus obsta,* qu'il faut appliquer le traitement local. On remarquera que si, chez le scrofuleux, l'amélioration est plus lente à se produire, elle reste presque toujours définitive, alors que chez l'arthritique, le succès est souvent rapide et complet, mais aussi la récidive fréquente. Candide disait qu'il fallait cultiver son jardin ; nous autres, médecins d'eaux minérales, disons et répétons qu'il faut modifier son terrain. Pour cela rien ne vaut les cures thermales répétées. Elles modifient le terrain et, de plus, tout en corrigeant les tendances vicieuses de notre organisme et atténuant les méfaits déjà causés par la maladie, elles nous rendent moins impressionnables aux ennemis du dehors.

APPENDICE

MATIÈRE ORGANIQUE

FLORE ET FAUNE

Si nous croyons devoir parler de la flore et de la faune de nos eaux sulfureuses à propos des Sources du Teich, c'est que la disposition des lieux prête, plus là qu'ailleurs, à leur développement et à leur étude.

La vie, qui s'est déjà manifestée avant l'émergence des filons aquifères, va se modifiant et s'accentuant, à mesure que, de plus en plus, l'action des agents extérieurs se fait sentir. Deux facteurs provoquent surtout le mouvement vital qui se constate : l'agrégat minéralisateur et la matière organique. Grâce à eux, l'eau thermale forme un excellent bouillon de culture, et j'admire vraiment tous ceux qui viennent nous raconter, avec maints détails, que leurs eaux sont antiseptiques, grâce à ceci ou à cela, hydrogène sulfuré, acide sulfureux, fluor, etc. Il serait bien fâcheux que ces lymphes minérales soient antiseptiques, ce serait au détriment de l'effet vital. Liquide vivant et électrique, l'eau minérale agit sur les actes intimes de la nutrition, sur le dynamisme, sur les échanges et les éliminations. Si un résultat *microbicide* est obtenu, il est simplement médiat, stimulé par l'eau, mais accompli par nos cellules, nos plasmas. L'organisme épuré et fortifié peut de nouveau, après des défaillances plus ou moins sérieuses, entrer efficacement en lutte avec les infiniment petits du dehors et surtout avec ceux — plus perfides peut-être — qui sont les commensaux de nos milieux intérieurs. Un liquide antiseptique est un liquide de mort ; plus ou moins *bactéricide,* il modère le processus vital s'il ne l'arrête pas ; il est en un mot plus ou moins *cellulicide.*

Nous n'avons pas à nous étendre sur l'agrégat minéralisateur nécessaire à la constitution d'un bouillon de culture. Mais il est facile de comprendre que les microbes commensaux des eaux sulfureuses, puisant en elles les matériaux nécessaires à leur multiplication, arrivent à modifier profondément la *crase* primitive du filon thermal. Il se produit, avec des modalités diverses, suivant le milieu, la pression et la thermalité, des phénomènes sucessifs d'oxydations et de réductions. Tantôt, ces microbes qu'on a si bien appelé *sulfo-bactéries* réduisent le sulfure à l'état de soufre libre et d'acide sulfhydrique, tantôt, suivant la qualité de l'eau, ils transforment une eau sulfatée — qui n'est, du reste, que l'ultime transformation d'une eau sulfureuse — en eau derechef sulfureuse et sulfhydriquée. La caractéristique, en effet, de l'infiniment petit végétal, dont nous parlons, est de ne pouvoir se passer d'une certaine quantité d'hydrogène sulfuré. Partout où il doit vivre, il suscite la production de ce gaz généralement mortel à tous les êtres.

Avec les principes minéralisateurs coexiste, dans l'eau sulfureuse, un autre agent nécessaire à l'évolution des *sulfo-bactéries*. Ce second facteur est constitué par une certaine quantité de matière organique en dissolution. Anglada a fait de la présence de cette matière organique le caractère, pour ainsi dire fondamental, d'une eau sulfureuse, n'hésitant pas à considérer comme primitivement sulfureuses, les sources dans lesquelles il en découvrait quelques traces, et ne renfermant plus d'ailleurs ni sulfure ni gaz sulfhydrique. Cette matière organique se trouve à l'état de dissolution complète ou bien agrégée sous forme de flocons, de filaments, de glaires plus ou moins considérables. C'est à ces diverses formations qu'on a donné le nom de *barégine* ou de *glairine ;* elles constituent le substratum et l'aliment des agrégats vivants, plantes ou animaux, qui apparaissent dans l'eau sulfureuse. Il arrive que sur ces petites masses barégineuses, la vie a pu, successivement, apparaître et disparaître.

Dans les profondeurs du sol, toute la matière organique est dissoute, grâce à la chaleur, grâce à la pression. Quand les conditions de la vie deviennent possibles, une portion se concrète, soit parce que les conditions de dissolution n'existent plus, soit parce que les organismes infimes, emportés par le filon thermal, ne peuvent arriver à se développer que grâce à une pareille condensation. Jusqu'au griffon, les productions barégineuses organisées n'existent pour ainsi dire pas. Mais, dans les bassins de captage, les productions animées ne tardent pas à apparaître et à se multiplier, pour prendre, dans les conduites exposées de plus en plus aux agents extérieurs, une intensité dont on ne se doute guère. L'eau sulfureuse paye les frais de cette explosion de vitalité. Elle s'appauvrit et se dénature au fur et mesure qu'augmente la matière organisée — à la fois, aliment, support et résidu de la production microbienne. Si elle est une condition préalable de la prolifération bactérienne, elle s'accroît grâce aux évolutions successives de la matière vivante, avec laquelle elle arrive, pour ainsi dire, à se confondre.

L'eau thermale rend ainsi, sous une autre forme, les matériaux que les eaux pluviales avaient lessivés à la surface du sol et entraîné dans les profondeurs de la terre. On a la démonstration la plus complète de la chose. On a recueilli dans les sources les mieux captées, et en s'entourant des conditions de puisage, aujourd'hui bien connues, des débris microscopiques de végétaux ou d'animaux, des spores, etc. Ceci indique bien, tout d'abord, que, même les eaux de la nappe la plus profonde, tirent leur origine des eaux tombées sur le sol ; de plus, on apprend à connaître la formation des eaux minérales. L'eau de la surface du sol, provenant de la pluie ou de la fonte des neiges, pénètre dans les abîmes de la terre, par des fissures, à travers des filtres de plus en plus complets. Elle dissout, à des profondeurs plus ou moins grandes, les substances qui les minéralisent ; mais, tout en se modifiant, dans sa constitution chimique ou sa thermalité, elle conserve une partie de ce qu'elle a entraîné des couches superficielles, c'est-à-dire un certain nombre de germes inférieurs, une proportion plus ou moins grande de principes organiques. La constatation des germes dans les griffons les mieux captés, indique suffisamment qu'ils ont pu résister à la pression et à la thermalité. Ce fait nous donne à penser que les températures n'ont pas dépassé beaucoup celles observées à l'*œil* des sources.

De tout ceci, ce qu'il faut surtout retenir, et Garrigou l'a parfaitement établi, c'est que la présence des microbes précède la formation de la *barégine*. C'est alors seulement que les conditions pour leur développement se trouvent réalisées, qu'apparaissent les concrétions barégineuses, véritables radeaux, pour ces naufragés de la Méduse d'une autre sorte.

Le mouvement de vie n'en reste pas à ces générations primitives. Avec le contact de l'air, de nouveaux êtres ne tardent pas à se montrer, transformant le protoplasma barégineux, translucide et incolore, en masses diversement organisées et colorées. Sous formes de filaments ou de membranes, ces productions organiques diverses, se déposent un peu partout dans les réservoirs et dans les canaux de décharge. Elles varient du vert au noir en passant par les teintes les plus délicates, rose, orange saumonée et carminée. Soubeiran a décrit et catalogué un grand nombre des êtres vivants dans les barégines des eaux sulfureuses des Pyrénées. On y trouve surtout des algues du genre *conferves* et *oscillatoriées*, mieux connues sous le nom de sulfuraires, puis des infusoires, premier degré de l'échelle animale, servant de transition avec le règne végétal. Successivement, à mesure qu'on s'éloigne du griffon et du bassin de captage, se montrent des *helminthes* et des *crustacés*.

Au Teich, on peut facilement voir ces masses

barégineuses organisées et colorées, soit dans la grotte située à l'est de l'établissement, soit sur les parois des réservoirs postérieurs, soit dans le canal qui déverse dans la rivière les eaux non utilisées. Les dépôts qu'on y observe sont colorés en vert et en violet, en rose et en orange ; quelques-uns, dans la grotte, tirent sur le noir, ce qui dénote la présence d'acide sulfhydrique libre. L'examen microscopique permet d'y reconnaître surtout des algues du genre *diatomées*. M. Hippolyte Marcailhou-d'Aymeric, dans son intéressante étude des Eaux sulfureuses de Mérens, a montré que c'étaient aussi des algues qui animaient l'abondant dépôt de barégine de ces sources, qui seraient d'une utilisation si facile, grâce à leur maniable thermalité. Ces amas de sulfuraires sont tantôt verts, tantôt d'une belle teinte carminée.

Les baigneurs ont, sans doute, déjà fait la remarque que jamais, dans leurs baignoires, ils n'ont constaté de flocons barégineux d'une couleur quelconque, mais simplement quelques amas blanchâtres, glairineux. Il doit être bien entendu que les sulfuraires se forment, seulement, dans les tuyaux de décharge et non dans ceux d'amenée. Dans le bassin de captage, à l'abri presque absolu des agents atmosphériques, s'est transformée simplement la matière organique, jusque-là dissoute, en matière organisée, concrétée et constituée par ces microorganismes, qui ont la curieuse propriété d'accumuler les particules de soufre dans leur protoplasma et d'être, en même temps, des générateurs de cet hydrogène sulfuré, dont ils ne peuvent se passer. Ces êtres, si judicieusement appelés sulfo-bactéries, spécifiques des eaux sulfureuses, présentent des évolutions successives très intéressantes. Mais pour le moment, nous n'avons à retenir que ceci, c'est que c'est à eux que l'on doit la transformation de la matière organique dissoute, en cette matière organisée, visible et tangible, qu'on appelle *barégine ou glairine.*

Nous n'avons pas à rappeler, en ce moment, combien la présence, dans le bain, de la matière organique, dissoute ou concrète, communique à l'eau thermale des propriétés différentes — suivant leur quantité — propriétés dont nous tirons le plus grand profit, pour le choix de la source, dans nos formules balnéothérapiques. Nous avons fini ce que nous avions à dire, pour le moment, des évolutions successives de la matière organique et de celles des microorganismes qui sont d'ailleurs parallèles et connexes. Nous ajouterons seulement que les eaux d'Ax sont sensiblement plus barégineuses que celles de Luchon, et que les eaux sulfureuses des Pyrénées-Orientales sont, de beaucoup, les plus riches de la chaîne, au point de vue de la barégine. Anglada a donné des chiffres bien faits pour nous étonner et cependant parfaitement authentiques. En vingt-quatre heures, la source d'Arles expectore plus de 750 kilogrammes de glairine, celle d'Escaldas 812. Le *record*, en cette matière, est tenu par les eaux de Thués avec le chiffre de 2800 kilogrammes. De pareilles masses de matériaux organiques devraient être recueillies industriellement pour être restituées à la terre.

TABLEAU DES SOURCES ALIMENTANT LE TEICH

NUMÉROS D'ORDRE.	DÉNOMINATION DES SOURCES.	SECTIONS ALIMENTÉES.	TEMPÉRATURE.	DÉBIT PAR 24 HEURES	PAR LITRE Sulfure de sodium.	PAR LITRE Alcalinité
1	Source Viguerie........	Bains Viguerie	73° 8	151.200	0.0240	0.0770
2	Pyramide	Bains Astrié	65° 8	59.120	0.0148	0.0640
3	Astrié chaude.........	Bains Astrié	52° »	5.313	0.0018	0.0610
4	Quod	Douches Tivoli	64° 2	21.600	0.0197	0.0720
5	Grotte	Douches Tivoli	30° »	17.280	0.0032	»
6	Source n° 4	Bains Boulié	46° 2	9.374	0.0173	0.0790
7	Source n° 6...........	Bains Boulié	42° »	5.400	0.0037	0.0650
8	Source de la pompe....	Bains Boulié		14.147	0.0024	0.0030
9	Puits Orlu	Grand[es] douches pulvérisations	69° »	112.800	0.0170	0.0711
10	Joly................	Grand[es] douches pulvérisations	69° 6	8.342	0.0231	0.0600
11	Eau bleue............	Buvettes	40° 8	4.478	0.0018	0.0495
12	Eau Pâtissier..........	Buvettes	36° »	504	0.0012	0.0960
13	Saint-Roch à droite....	Buvettes	42° »	1.051	0.0148	0.0109
14	Saint-Roch à gauche...	Buvettes	36° »	850	0.0049	0.0970

IMPRIMERIE, LIBRAIRIE

GADRAT AINÉ

Rue de La Bistour, FOIX (Ariège)

EN VENTE SÉPARÉMENT :

LE COULOUBRET . Prix : 0 fr. 25

LE TEICH. . . . . . . Prix : 0 fr. 60

LE BREILH. . . . . Prix : 0 fr. 30

LE MODÈLE . . . . . Prix : 0 fr. 40

LE VOLUME COMPLET

Contenant les Quatre Etablissements :

Prix : 1 fr. 25

MIRE ISO N° 1

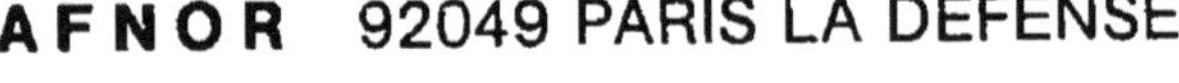

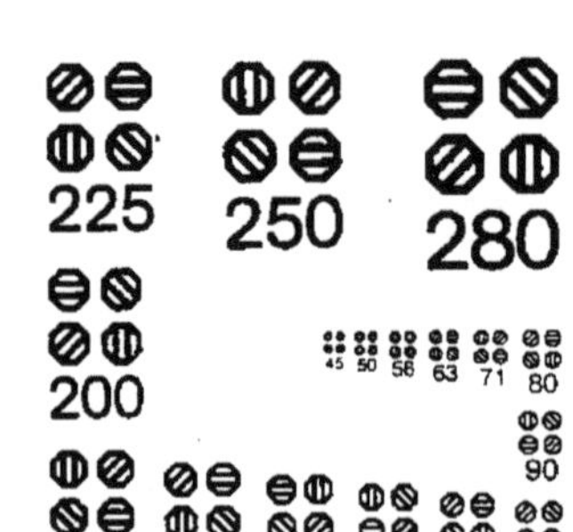

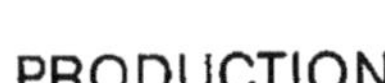

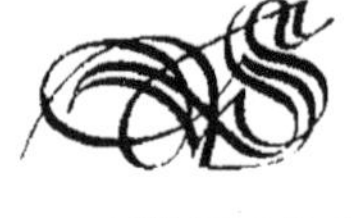

SCRIPTUM PARIS

en conformité avec NF Z 43-011 et ISO 446:1991

www.ingramcontent.com/pod-product-compliance
Ingram Content Group UK Ltd.
Pitfield, Milton Keynes, MK11 3LW, UK
UKHW020940180726
13838UKWH00003B/1047